NOUVELLES CONSIDÉRATIONS

RELATIVES A

L'ÉTIOLOGIE DE LA DIPHTÉRIE

PAR LE

Dr PH. HAUSER

communication faite au VIIᵐᵉ Congrés International d'Hygiène

tenu à Paris en 1889.

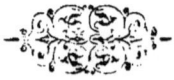

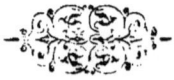

BAYONNE-BIARRITZ

IMPRIMERIE ET LITHOGRAPHIE A. LAMAIGNÈRE

1889

MESSIEURS,

Si nous consultons les statistiques officielles de mortalité des divers pays d'Europe et d'Amérique, nous serons surpris de voir que de toutes les maladies infectieuses, c'est la diphtérie qui a fait le plus de ravages dans ces derniers temps parmi la population infantile et que, loin de perdre de sa puissance toxique et de sa propriété envahissante, elle tend au contraire à se propager de plus en plus et à devenir tous les jours plus meurtrière, augmentant chaque année avec un contingent effrayant la mortalité générale, autant dans les grandes villes que dans les villages.

L'histoire des épidémies de diphtérie nous apprend même qu'en général, les campagnes sont plus cruellement frappées que les villes, et que le nombre des victimes qu'elle fait n'est pas toujours proportionné au nombre d'habitants d'une ville ; bien que l'encombrement et d'autres circonstances sociales propres aux grands centres de population favorisent la reproduction de milliers de germes homicides, nous voyons cependant que des villes comme Madrid, St-Pétersbourg, Berlin et Amsterdam, ont une mortalité relative quatre fois plus grande que Londres, Liverpool, Paris et Lyon, par rapport à la diphtérie.

Quant à l'Espagne, on peut dire qu'elle figure en première

ligne par le nombre des victimes qu'elle fournit à ce fléau,
puisque, selon les données officielles publiées par la direction
de Santé publique et de Bienfaisance, le terme moyen annuel
des décès par la diphtérie dans la péninsule s'est élevé dans
le quinquennium de 1880-84 à 11.000, mais avec la cir-
constance aggravante qu'entre 1880 et 1883 , la mortalité
annuelle fluctua entre 8.935 et 10.800, tandis qu'en 1884
elle monta à 14.588 et en 1885 elle dépassa le chiffre énorme
de 22.000, ce qui équivaut à presque 40 pour 1,000 de la
mortalité générale et à 258 pour chaque 100.000 habitants,
et si l'on tient compte du fait que la diphtérie cherche la
plupart de ses victimes parmi les enfants de 1 à 10 ans qui
forment le tiers de la population espagnole, on arriverait à
un chiffre de 774, nombre qui cause à juste titre l'épou-
vante des parents qui voient toujours supendue l'épée de
Damoclès sur la tête de leurs enfants.

Quel remède peut offrir la science contre un fléau aussi
terrible et qui, par son double caractère de permanence et
de mobilité, devient d'autant plus meurtrier qu'il passe à
l'état endémique là où le germe diphtérogène trouve un
milieu favorable à sa proléfaration en même temps qu'il
envahit les localités les plus éloignées.

La première chose qui se présente à l'esprit est de chercher la cause du mal pour pouvoir le combattre, et cette
cause, chacun croit qu'elle existe dans le mauvais état où
se trouve l'hygiène urbaine et rurale dans presque tous les
pays du continent européen.

Eh bien ! dans le but de donner à cette opinion un peu
vague une forme plus tangible, le conseil de santé de
Madrid, consulté par le Ministère de l'Intérieur sur les
mesures préventives à prendre contre la propagation de la
diphtérie, décrit dans son rapport en termes tellement
effrayants les conditions sanitaires de la capitale d'Espagne,
qu'ils feraient trembler les gens les moins timorés qui

sont obligés d'y vivre, à la seule pensée qu'ils doivent respirer une atmosphère contaminée par des milliers de micro-organismes engendrant toutes espèces de maladies infectieuses.

Personne n'osera mettre en doute que Madrid réunit beaucoup de circonstances anti-hygiéniques qui exercent une influence nocive marquée sur la salubrité publique. Nous étions les premiers à le reconnaître, en décrivant sous son véritable jour l'état sanitaire de cette ville dans notre travail sur le choléra en Espagne.

Mais si nous la considérons au point de vue de l'étiologie de la diphtérie, nous ne trouvons pas d'explication satisfaisante en voulant attribuer à une cause un peu banale la genèse d'une épidémie aussi effrayante et conservant la même intensité pendant plusieurs années ; car il ne faut pas oublier que, quoique l'état de l'hygiène publique de cette capitale laisse encore beaucoup à désirer, elle a fait d'immenses progrès dans ce sens pendant ces derniers temps :

1° Madrid a construit un système d'égouts lequel, quoiqu'il soit loin de satisfaire aux exigences de l'hygiène moderne, contribue néanmoins à assainir une grande partie du sol, sinon des maisons, mais des rues ;

2° Elle a fait des travaux hydrauliques très importants et a construit une canalisation d'eau potable pour pourvoir aux besoins journaliers de ses habitants ;

3° Elle jouit d'un service urbain assez régulier qui la débarrasse journellement des immondices dans les rues et des détritus organiques des maisons, service dont elle manqua autrefois ;

4° On a démoli de vieilles maisons qui ont été remplacées par des constructions plus aérées ; on a élargi les rues et on a bâti des quartiers neufs plus sains, et des milliers de becs de gaz éclairent les endroits les plus écartés de la ville.

Quoique toutes ces améliorations laissent de grandes

lacunes et soient loin de remplir les désiderata de l'hygiène urbaine moderne, il faut reconnaître que Madrid est entré dans la voie du progrès, car, il y a 40 ans, Madrid ne jouissait d'aucun de ces avantages : toutes ses rues étaient sales, chaque maison avait des fosses fixes sans débouchés, ses habitants manquaient d'eau potable pour les premiers besoins de la vie et plus encore pour la propreté de la ville ; partout on rencontrait des dépotoirs, on jetait les ordures par les fênêtres, la plupart de ses rues étaient étroites et sombres et intransitables à cause des mauvaises odeurs qu'elles exhalaient partout.

Néanmoins, le nombre des décès par diphtérie, au lieu de décroître, va en augmentant chaque année, d'après le bulletin officiel de statistique de la ville de Madrid, ainsi qu'il suit :

1880......................	242
1881.........................	199
1882.........................	587
1883........................	1.027
1884........................	1.002
1885........................	1.350
1886.........................	1.403
1887...............	1.401
1888...........	1.222

A l'appui de notre thèse, nous citerons d'autres capitales en Europe qui ont certainement profité des progrès de l'hygiène pour assainir les quartiers insalubres et qui néanmoins ont été cruellement éprouvées par ce fléau dans ces dernières années.

Berlin a vu augmenter sa mortalité par la diphtérie, depuis 1874 à 1883, de 0,82 jusqu'à 2,20 par 1000 de sa population, les décès causés par cette maladie s'étant élevés pendant cette période au chiffre de 13,700.

D'autres villes d'Allemagne et du Nord de l'Europe, comme Vienne, Prague, Stockholm, ont également souffert de grands ravages par cette maladie, dans les années 84 et 85.

D'une statistique dressée par l'Administration pour le Comité consultatif d'hygiène de France en 1886, il résulte que dans 210 villes qui comptent plus de 10,000 habitants, la diphtérie a causé 4,838 décès.

A Naples, dans le quinquennium de 1879-83, sont morts 2,293 par la diphtérie.

L'accord qui existe entre ces données statistiques des différents pays prouve d'une manière incontestable :

1º Que la diphtérie non-seulement s'est propagée simultanément dans les différents pays de notre continent, mais aussi qu'elle a acquis droit d'endémicité partout où le bacille diphtérogène a trouvé un milieu favorable à son développement, particulièrement dans les grands centres de population ;

2º Que la propagation simultanée de la diphtérie dans des pays ayant des climats aussi distincts, comme ceux de l'Allemagne, de l'Autriche, de la Suède, de la France, de l'Italie et de l'Espagne, prouve d'une manière claire que le bacille diphtérogène est par sa nature *ubiquitaire*, s'acclimatant facilement dans toutes les altitudes et toutes les latitudes, cherchant ses victimes également parmi la classe riche et dans les familles pauvres.

Maintenant, la question s'impose : d'où vient-il que des causes favorisant tellement la propagation et la multiplication des germes diphtérogènes se soient trouvées réunies sur le continent européen dans la dernière période de notre siècle, tandis qu'autrefois, il y a bien eu périodiquement des épidémies de croup et d'angines diphtéritiques, mais toujours dans des régions circonscrites et jamais elles ne furent aussi généralisées qu'aujourd'hui ? Quelles peuvent donc être ces causes générales qui produisent partout des effets aussi dèsastreux ?

Autrefois, autant que dominèrent dans la science des doctrines vitalistes, on dénomina ces causes *constitution épidémique*, qui signifie *une altération particulière de l'air d'ordre dynamique* et *surnaturel*, modifiant l'économie humaine selon la disposition individuelle, la rendant apte à contracter des maladies différentes, mais toutes entachées du même vice morbifique. De cette manière on expliqua le caractère bénin ou malin d'une épidémie en différentes époques ; mais aujourd'hui, avec les progrès des sciences biologiques et les grandes découvertes de Pasteur et Davaine, prouvant que la fermentation est un procès biologique et que les maladies infectieuses sont toutes dues à une fermentation ou intoxication du sang, soit par la présence d'un microbe pathogène dans le sang, soit par sa sécrétion toxique, l'idée du contage vivant fut admise comme un fait indiscutable, et toutes les maladies infectieuses sont reconnues aujourd'hui d'être d'origine parasitaire.

Quant à la diphtérie, la présence constante d'un bacille dans la profondeur des fausses membranes fut découverte en 1883 et 84 par Klebs et Loffler, qui l'isolèrent, le cultivèrent et, par inoculation des cultures pures, reproduisirent la fausse membrane sur les animaux ; mais ce n'est que dans la dernière année que MM. Roux et Yersin ont réussi, non-seulement à établir les caractères morphologiques et biologiques de ce microbe, mais ils ont encore démontré toutes ses qualités pathogènes, et entr'autres ils ont reproduit un symptôme caractéristique, à savoir, la *paralyse diphtéritique*.

Des recherches poursuivies par ces deux distingués bactériologistes, autant sur l'homme que sur les animaux, il résulte un fait de la plus haute importance pour la médecine et pour l'hygiène, c'est que l'on ne trouve ce microbe pathogène que dans les fausses membranes et qu'il est absent des organes, des tissus et du sang des personnes qui ont succombé à cette maladie. Il en est de même chez les animaux qui meurent à la suite d'une infection expérimentale. Partout le bacille de la diphtérie ne pullule qu'au point de l'inoculation ou que dans la fausse membrane.

Ces bactériologistes ont été conduits à admettre que les troubles généraux, les altérations des tissus et des fonctions des organes sont dus à un poison très actif sécrété par le bacille et qui se répand après du point même où il fut élaboré dans tout l'organisme. Conduits par ces raisonnements, MM. Roux et Yersin sont parvenus à mettre en évidence, par des expériences sur les animaux, les poisons chimiques produits par les cultures des bacilles de la diphtérie. Ces expériences consistèrent à injecter sous la peau des cobayes des quantités de cultures *débarrassées des microbes*. Les animaux présentèrent bientôt un œdeme au point d'injection et eurent la respiration haletante comme ceux qui avaient reçu la culture vivante.

Une fois démontrée à l'évidence l'origine parasitaire de la diphtérie, on doit bien se demander quelles peuvent être les causes pathogènes qui se sont produites dans les derniers 30 ans, exerçant une influence aussi favorable dans la prolifération et le développement du bacille diphtérogène ? Ces causes ne peuvent être que sociales et doivent être cherchées dans l'influence du combat continuel que la société humaine est forcée de soutenir dans sa marche progressive contre le milieu environnant ; car les conditions météorologiques et hygiéniques pourraient bien jouer un rôle important dans le développement d'une maladie épidémique dans une localité, mais elles ne pourront pas former un facteur essentiel dans la genèse et dans la propagation à grande distance d'une maladie quelconque.

Le caractère ubiquitaire même de la diphtérie ne peut obéir qu'à des causes d'ordre sociologique. L'histoire de la médecine est riche en faits épidémiologiques qui prouvent que certaines maladies appelées populaires sont intimement liées à l'évolution de la société humaine; car la vie de la collectivité est sujette aux mêmes influences que celle de l'individu : tous les deux ont leur tempérament, leur constitution, leur activité intérieure, leurs prédispositions et leur résistance vitale propres, selon l'âge, l'époque de développement, selon la race et les climats et selon les conditions favorables ou contraires à leur prospérité. Ainsi, on a toujours vu que les maladies populaires étaient en rapport avec l'accroissement de la population, avec les agglomérations humaines en repos ou en mouvement (tel que les armées et les pélerinages) et avec les conditions de subsistance des nations.

Si on parcourt l'histoire des Xme et XIme siècles, on y rencontre des maladies épidémiques qui ont semé la panique dans tous les pays. A cette époque éclata l'épidémie appelée *Feu de Saint-Antoine ;* c'était une sorte d'ergotisme gangrèneux, produit par l'emploi des céréales avariées, qui ravagéa des pays entiers, tels que la France, où en 73 ans il y eut jusqu'à *48 disettes.*

Au XIIIe siècle arriva la lépre, souvenir rapporté d'Orient par les Croisés. En France seulement, 2,000 léproseries ne suffirent pas pour contenir les malades ; on dut créer des hôpitaux, inspirés d'abord par le christianisme, perfectionnés ensuite par la civilisation moderne. Au commencement, ces établissements, au lieu de restreindre les progrès du mal, ne firent que les augmenter, tant par leur vice de construction que par la négligence et la mauvaise administration intérieure, les infractions journalières à l'hygiène, l'isolement illusoire et l'encombrement ; toutes ces causes firent des hôpitaux un moyen de propagation du fléau.

Depuis le XIe jusqu'au XVe siècle, la *peste bubonique*

envahit 32 fois l'Europe et chaque invasion dura 2 ans
en moyenne ; toutes ces épidémies eurent leur origine dans
le contact chaque fois plus intime entre l'Europe et l'Asie,
produit par la fréquence croissante des rapports commerciaux entre les deux continents à partir des Croisades. Les
germes de la maladie contagieuse rencontrèrent en Europe
un terrain de culture favorable à cause de l'état de guerre
continuel dans lequel l'Europe se trouvait alors. Partout on
voyait, grâce au régime féodal, des masses de combattants
entassées dans des villes fermées par des murailles, des rues
étroites non pavées, couvertes d'immondices et d'eaux stag-
nantes. Partout on rencontrait des dispositions vicieuses :
des maisons à toits de paille et vouées à l'incendie ; les ci-
metières dans l'intérieur des villes, l'habitude de se faire
enterrer dans les églises et, par-dessus, la fréquence des
famines, l'alimentation insuffisante ou de mauvaise qualité,
effet de l'état arriéré, et du manque de voies de communication.

A cette perturbation d'ordre physique s'en ajoutait une autre,
d'ordre moral : superstitions astrologiques, croyance à la
sorcellerie, diffusion de l'ignorance, justice dérisoire qui
fondait ses jugements sur des confessions arrachées par la
torture, tout un ensemble de circonstances qui affaiblissait
l'homme au physique et au moral, diminuant en même temps
sa résistance vitale contre les éléments hostiles à l'organisme.

Pendant les XVI[mo] et XVIIme siècles, lorsque le centre de
l'Europe était le théâtre de guerres religieuses, particulièrement pendant celle de *Trente Ans*, apparut le Typhus pé-
techial, surnommé Typhus de famine et Typhus des armées,
parce qu'il accompagnait les grandes agglomérations humaines dans les camps, parmi lesquels il causait des ravages
effrayants. Ainsi, en 1489, les armées des rois catholiques au
siége de Grenade éprouvèrent une perte de 17,000 hommes
par cette maladie. L'empereur Charles-Quint se vit obligé

de lever le siège de Metz à cause de la mortalité que le typhus produisait dans ses troupes. En 1556, l'armée de Maxi-
milien II fut horriblement éprouvée par le typhus qui s'éten-
dit alors par toute l'Europe. Depuis 1628 jusqu'en 1632, le
typhus se déclara parmi les troupes suédoises qui envahirent
l'Allemagne et il se communiqua à un grand nombre de villes et de villages dont quelques-uns restèrent conplétement
déserts. La cause principale de cette maladie fut le méphitisme humain, effet de l'encombrement : air vicié, alimentation insuffisante en quantité et en qualité, engendrant un af-
faiblissement de la résistance vitale et formant ainsi un terrain de culture favorable aux micro-organismes pathogènes
qui se développent aux dépens des déchets organiques.

Aujourd'hui, avec l'amélioration qui s'est introduite dans
les conditions sanitaires des peuples et dans le régime pé-
nitencier des prisons, on a peine à croire le fait historique
suivant, arrivé en Angleterre en 1577 : des émanations produites par les détenus sortis de la prison, au moment où ils
se présentèrent devant le tribunal, occasionnèrent parmi
les spectateurs et parmi les juges un typhus tellement terrible que dans l'espace d'un mois il produisit 300 victimes.

Il est encore quelques pays de l'Europe dans lesquels le
typhus existe endémiquement, tels que la Silésie et l'Irlan-
de, mais il va en diminuant de plus en plus. Dans ces pays,
il est entretenu par une alimentation insuffisante en quantité
et en qualité unie à des conditions hygiéniques locales dé-
plorables, et ces pays, soit à cause des propriétés spéciales
du sol, soit à cause de la prédisposition particulière de la
race de leurs habitants, constituent des milieux qui conser-
vent des germes typhogènes depuis longtemps.

Dans des conditions analogues prirent naissance les épi-
démies de scorbut, aux XVIIme et XVIIIme siècles. Cette maladie fut en plusieurs occasions, le satellite du typhus dans
les armées ; elle fit premièrement son apparition à bord des

navires faisant de longs voyages. Le premier exemple historique se présenta sur le bateau commandé par Vasco de Gama à son arrivée aux côtes de Mozambique, en 1498 après avoir doublé le cap de Bonne-Espérance.

Pendant le XVIᵐᵉ siècle, lorsque le mouvement maritime s'accentua avec plus de vigueur chez toutes les nations de l'Europe, le scorbut causa beaucoup de victimes parmi les équipages des vaisseaux, mais ce fut encore pire au XVIIᵐᵉ siècle lorsqu'on poursuivit avec plus d'ardeur la découverte de nouvelles terres et que la mer devint une grande arène où rivalisèrent les nations maritimes ; en première ligne, les Hollandais et les Anglais, puis les Espagnols et les Portugais, se lancèrent dans de grandes entreprises, les uns dans le but de fonder des établissements de commerce et de trafic, les autres pour se disputer la possession des riches conquêtes faites dans le siècle précédent. Dans les nombreuses expéditions maritimes que firent chacune de ces nations, presque tous les vaisseaux furent maltraités par le scorbut. Le capitaine Monck perdit tout son équipage dans la baie d'Hudson. L'équipage du capitaine Hudson avait eu le même sort dans la baie qui porte son nom : les marins qui naviguaient dans les mers d'Asie et d'Océanie furent aussi éprouvés que ceux qui parcouraient les mers du Nord. Ce fut une épidemie de scorbut qui fit avorter une expédition Danoise dirigée contre l'Algérie et le Maroc en 1770 ; elle avait perdu plus de la moitié des hommes qui montaient huit vaisseaux et qui étaient au nombre de 2,000.

L'origine de ces épidémies est attribuée à plusieurs causes physiques et morales :

1º Au manque de vivres et de légumes frais, et à l'usage excessif des viandes salées ;

2ʲ A l'état moral des marins qui font de longues navigations, débarquant sur des côtes inhospitalières et luttant contre des peuples sauvages. Il faut ajouter à cela le man-

que d'hygiène à bord ; car les bateaux espagnols « *La Des-
cubierta* et « *La Atrevida* », qui firent un voyage d'explo-
ration autour du monde en 1791, ainsi que le capitaine Cook
qui en 1768 fit sur le « *Endeavour* » un long voyage d'ex-
ploration dans les mers polaires du Nord et du Sud, purent
rester indemnes de cette maladie, grâce aux grandes mesures d'hygiène prises à bord des navires.

Peu de temps après l'apparition du scorbut sur les vaisseaux parcourant les mers lointaines, l'histoire médicale
commence à enregistrer un grand nombre d'épidémies de
scorbut terrestre dans les armées en campagne et parmi les
assiégés dans les places fortes, comme au siège de Breda
(Hollande), en 1725 ; au siège de Nuremberg parmi les
troupes suédoises et, l'année suivante, au siège d'Augsbourg.

Pendant le XVIIIme siècle il n'y eut pas moins de trente
épidémies ; les villes qui souffrirent le plus furent : Copen-
hague, Saint-Pétersbourg et Cronstadt. En général ce fut
parmi les troupes et les marins et parmi les détenus dans
les prisons que l'épidémie fit le plus grand nombre de
victimes. Il existe encore plusieurs régions de l'Europe où
le scorbut sévit endémiquement comme dans la Finlande et
d'autres régions de la Russie (Crimée). Dans ces endroits,
en plus du froid humide il y a un grand nombe de conditions anti-hygiéniques.

Quoique l'histoire de notre siècle compte encore quelques
épidémies comme celle de la guerre de Crimée et celle du
siège de Paris, le scorbut terrestre est devenu une curio-
sité pathologique, et même le scorbut maritime est devenu
de plus en plus rare, grâce à l'alimentation saine et variée
du matelot, l'eau pure conservée dans des caisses de fer et
à la propreté qui règne aujourd'hui dans les navires.

En échange, notre siècle n'a pas échappé à d'autres fléaux
populaires qui de temps en temps viennent décimer la
jeunesse, cette sève des nations, car si le scorbut a disparu

et si les épidémies de typhus-petechial sont devenues rares, elles ont été remplacées par la *diphtérie* et par le *typhus-abdominal* appelé aussi *fièvre typhoïde*. L'une de ces maladies fait d'horribles ravages parmi les enfants de 1 à 10 ans et l'autre parmi les jeunes gens de 10 à 20.

Nous ne voulons pas parler des fléaux exotiques tels que le choléra et la fièvre jaune, car l'un et l'autre ont été importés en Europe à la suite de l'accroissement des rapports commerciaux de notre continent avec l'Amérique et l'Asie et par les nombreuses et rapides voies de communication. Il en est résulté non-seulement un échange de produits naturels et industriels, mais encore un échange réciproque des maladies propres à chaque pays. C'est ainsi que fut importé le choléra d'Asie en Europe, de là en Amérique et la fièvre jaune en Europe. Pourquoi cette dernière n'a-t-elle pas encore pénétré en Asie ? Voilà une question qui mérite réflexion.

D'après cet aperçu historique sur les épidémies qui ont ravagé l'Europe dans les siècles passés il résulte :

1° Qu'il existe des maladies endémiques dans les différents pays, dues à un concours de circonstances telluriques, climatologiques et hygiéniques spéciales, et que ces maladies sont transportées par les rapports commerciaux, à de longues distances même, d'un continent à l'autre, et qu'elles arrivent à se reproduire quand elles retrouvent des conditions analogues à celles de leur pays d'origine, revêtant alors le caractère épidémique.

2° Que les maladies inhérentes aux vicissitudes à travers lesquelles évolue la civilisation ne tardent pas à être remplacées par d'autres dont les germes préexistents trouvent un milieu favorable à leur culture dans un ordre social nouveau et dans un changement des conditions de la lutte pour l'existence.

3° Que ces épidémies se développent avec une plus grande activité dans les classes sociales qui ont reçu le moins d'avantages physiques et moraux de la civilisation et qui sont par conséquent le moins aguerries contre les éléments hostiles à l'organisme.

Quant à la diphtérie et à la fièvre typhoïde, ces deux maladies infectieuses ont été connues dans le dernier siècle, mais elles n'étaient pas parvenues à acquérir le caractère *ubiquitaire* qu'elles revêtent de nos jours. Toutes deux sont caractérisées par leur transmissibilité à des individus prédisposés soit directement soit indirectement par les objets contaminés lorsqu'ils trouvent un terrain favorable à leur développement, car il suffit de l'arrivée d'un individu contaminé à un endroit indemne pour produire un foyer infectieux et donner lieu à une épidémie dans le cas où il y aurait la réunion d'un sol favorable et d'une prédisposition individuelle. Une fois le foyer formé dans un sol déterminé, les bactéries, agents de l'infection, se disséminent dans l'air de la maison et contaminent l'eau, le lait, et les autres aliments. Parfois le micro-organisme générateur de ces maladies peut être porté aux conduits d'eaux ou aux puits dont se servent les habitants d'une ville ou d'un certain nombre de maisons. Quoique la contamination par l'eau ne soit pas la règle, on ne peut pas nier que celle-ci ne puisse être un moyen de transmission ; car il y a des villes dans lesquelles, le typhus abdominal était endémique et produisait annuellement un grand nombre de victimes, et dans lesquelles, après l'établissement d'un bon système d'approvisionnement d'eau potable, les cas de fièvre typhoïde se présentent rarement et ne sont que sporadiques.

Parmi ces villes se trouve Vienne.

D'un autre côté il y a des villes qui se servent d'une excellente eau potable distribuée dans les meilleures conditions hygiéniques possible et qui ont été cependant le théâtre d'horribles épidémies, comme il est arrivé au Hâvre en 1887.

Une Commission technique très compétente, envoyée pour examiner les eaux au point de vue chimique et microscopique n'y trouva aucun micro-organisme pathogène ni aucune substance toxique à laquelle on ait pu attribuer la cause de la maladie ; à Madrid même, il y a d'excellentes eaux potables et cependant la fièvre typhoïde cause annuellement la mort de 1,5 sur 1,000 des habitants, chiffre assez élevé, qui ne laisse que de fournir un contingent respectable à la mortalité générale.

Ce fait, qu'il existe des villes qui, possédant de bonnes eaux potables ont relativement peu de cas de fièvre typhoïde et qui en échange sont très éprouvées par la diphtérie, ce fait, dis-je, prouve que la diphtérie ne se propage pas par le moyen de l'eau potable, mais qu'elle se trouve plutôt en rapport avec l'infection du sol.

Pour prouver cette assertion, il suffit de citer le fait suivant :

Dans les villes les plus peuplées de l'Angleterre qui possèdent un bon système de drainage, la mortalité par la diphtérie se trouve dans une proportion minime comparée à celle de Madrid ; ainsi à Londres, ville de 3,000,000 d'habitants, la mortalité par la diphtérie dans le dernier quinquennium n'a pas atteint un demi pour 1,000. A Glasgow, ville de 526,000 habitants, la mortalité arrive à 1/2 sur 1,000. A Liverpool, qui compte 590,000 habitants, la mortalité n'atteint pas 1/3 sur 1,000, et à Birmingham (450,000 habitants) elle n'atteint pas 1/5, tandis qu'à Madrid (500,000 habitants), pendant la même période de temps, elle est arrivée presqu'à *3 sur 1,000*.

Par rapport à l'étiologie, tous les épidémiologistes sont d'accord :

1° Qu'il faut, pour que la diphtérie se développe dans une ville, qu'elle y trouve le germe existant déjà antérieure-

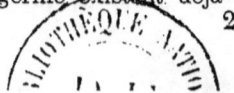

2

ment ou bien qu'il y ait été introduit accidentellement.

2° Que la contagion d'individu à individu n'est pas fréquente ; en général, l'infection se produit par des germes pathogènes suspendus dans l'air ou adhérents aux murs, aux meubles, aux effets de l'habitation occupée autrefois par une personne atteinte de cette maladie.

3° Que l'air stagnant est un milieu de culture très favorable au germe diphtérogène.

4° Que les enfants de 1 à 10 ans étant la partie la plus vulnérable pour l'agent diphtérogène , les écoles primaires constituent un danger public dans une ville où la diphtérie se trouve à l'état épidémique, danger d'autant plus grand qu'il y eut une augmentation vertigineuse dans les derniers 20 ans, des écoles primaires dans tous les pays civilisés où les gouvernements s'efforcent de répandre l'instruction à flot et gratuitement, et qu'il est impossible de vouloir priver de l'instruction tous les enfants de 5 à 10 ans d'une grande ville pendant un laps de temps impossible à déterminer.

Est-il possible de trouver une solution quelconque à un problème aussi complexe ? Voici notre avis :

Depuis que les rapports sociaux sont devenus plus fréquents chaque jour et les voies de communications plus nombreuses non-seulement dans l'intérieur d'un pays mais encore entre les pays les plus éloignés par leur langue, leur mœurs, leur climat, il arrive qu'un ou plusieurs foyers de diphtérie venant à se développer dans une ville et à acquérir la forme épidémique, les germes se transportent à distance avec d'autant plus de facilité qu'ils trouvent dans les grands centres de population des conditions de méphitisme et un sol humide par défaut de drainage et saturié de substances organiques dans ses couches superficielles. Il est prouvé par l'expérience et l'histoire épidémiologique de tous les peuples d'Amérique et d'Asie, que les pays vierges de toute maladie infectieuse ont été graduellement envahis par elles à mesure qu'ils se sont mis en communication avec des pays contaminés, car ils ont échangé entr'eux non-seulement leurs produits naturels et industriels, mais aussi les germes des maladies infectieuses propres à chaque pays. Si d'un autre côté on considère que les rapports entre les peuples deviennent de jour en jour plus étroits et plus fréquents et que l'idée de les supprimer ou même de les limiter est une utopie ayant produit la ruine des nations qui en ont fait la tentative, on est forcément convaincu que dans l'état actuel de notre civilisation, il est impossible de dresser une barrière infranchissable contre les germes des maladies infectieuses qui vont à la remorque du trafic humain et des agglomérations sans cesse croissantes, les-quelles constituent de vrais foyers de méphitisme et offrent un excellent milieu de culture pour des milliers de germes hostiles à l'existance humaine.

En outre de l'influence directe de l'évolution sociale sur la genèse des micro-organismes, agents des maladies infec-tieuses distinctes dans de différents siècles, on pourrait trouver peut-être quelques autres causes inhérentes aux habitudes de la vie moderne, d'apparence insignifiante et qui probablement ne sont pas étrangères au développement et à la propagation des maladies populaires de notre temps. En voici deux exemples :

1° Le développement prodigieux qu'a pris l'usage des papiers peints dans nos appartements. Le renouvellement de ces papiers ne se fait pas souvent en général, surtout dans les maisons des classes moins aisées. Et ce qui est encore pire, c'est lorsqu'on se trouve dans la nécessité de les renouveler, on ne détache pas les anciens papiers et les nouveaux sont collés dessus, de sorte que ces différentes couches de papiers superposées au moyen d'une autre substance organique qui est la colle, contribuent non-seulement à diminuer la porosité des murs et à limiter l'accès de l'air extérieur dans nos appartements ; mais aussi à former des détritus organiques constituant le meilleur véhicule et un bon milieu de culture de micro-organisme lorsque l'humidité de l'atmosphère pénètre dans le mur et est aspirée par la chaleur des appartements.

2º Le développement immense qu'a pris dans les 20 dernières années l'application du gaz d'éclairage dans notre vie privée et publique, de façon que toutes les rues de nos villes sont parsemées de réseaux multiples constitués par des tuyaux métalliques chargés de ce gaz délétère pour la vie organique et qui ne sont jamais suffisamment étanches pour ne pas permettre des fuites considérables dans le sol ; car malgré tous les grands efforts de la science on n'est pas encore arrivé à empêcher de grandes pertes d'argent causées par ces fuites aux Compagnies de gaz.

L'échappement du gaz hydrogène carboné et sa mise en liberté dans les premières couches du sol, est non-seulement un obstacle direct à la pénétration de l'air atmosphérique, mais il empêche aussi le développement des micro-organismes qui vivent sur les détritus organiques, facilitant leur combustion dans le sol, en même temps qu'il favorise la reproduction des germes diphtérogènes.

Il nous reste encore à entrer dans un autre ordre de considérations par rapport à l'origine biologique des germes pathogènes. L'origine parasitaire de toutes les maladies infectieuses et contagieuses étant parfaitement démontrée aujourd'hui, l'apparition de certaines maladies et la disparition de certaines autres ne peut être expliquée que par l'apparition ou la disparition des espèces microphytiques. Cette affirmation a d'autant plus de vraisemblance que ce fait est très connu dans l'histoire de l'évolution des espèces animales et végétales. La paléontologie découvre journellement des représentants des espèces gigantesques disparues, aussi bien aquatiques que terrestres.

Comme chaque nouvelle espèce doit faire son évolution biologique, c'est-à-dire naître, se multiplier, s'étendre pour chercher de nouveaux terrains favorables à son développement et puis mourir, il arrivera la même chose avec les maladies infectieuses qui ne sont que le moyen de manifestation des micro-organismes qui trouvent dans l'homme un milieu de culture favorable à leur développement.

Pour corroborer cette assertion il suffit de citer l'exemple des nouvelles maladies épiphytiques de la vigne, car en moins de trente ans la vigne a été envahie par trois parasites différents : l'oïdium, le phylloxera et le Mildew, lesquels en peu de temps se sont étendus à plusieurs pays d'Europe et ont énormément nui par leur développement à l'état économique des peuples viticulteurs.

Comment sont nés ces parasites? comment se sont-ils introduits dans notre continent? Personne n'en sait rien d'une façon positive et on en est réduit à des suppositions.

La plupart des parasites qui vivent sur les animaux ou sur les plantes appartiennent à la famille des champignons, dont la vie physiologique est si spéciale, que certains naturalistes les classent parmi les plantes et d'autres parmi les animaux. Le nombre de ces espèces est immense et dans l'état actuel de la science on n'est pas encore arrivé à les classifier ni à connaître leur condition d'existence, ni leur mode de distribution géographique. Tout ce qu'on en sait, c'est que leur vie est subordonnée à celle des plantes et des animaux qui leur servent de nourriture. L'expérience de tous les mycologues conduit aux conclusions suivantes :

1° Que si un parasite attaque une plante sur une certaine étendue de terrain, il ne tardera pas à se propager jusqu'à ce qu'il soit arrivé à d'autres districts ou à d''autres pays où il trouvera la même plante. Le véhicule peut être l'homme ou l'air.

2° Que des espèces répandues à une certaine époque deviennent rares peu à peu et finissent à la longue par s'éteindre; car les espèces épiphytiques dépendent des circonstances plus ou moins favorables au développement des plantes et celles-ci à leur tour dépendent des conditions météorologiques et telluriques de chaque pays. En général on peut admettre que la chaleur et l'humidité jouent un rôle très important dans la vie parasitaire des plantes et des hommes dans les différents pays.

Parmi les facteurs météorologiques qui favorisent le développement des champignons, le plus important est l'humidité. La chaleur joue un rôle secondaire pour la plupart d'entr'eux. L'expérience démontre que par les temps frais et humides de l'automne, les champignons charnus poussent avec plus de vigueur dans notre pays.

L'éminent mycologue Tries fait une distinction entre les pays montagneux et couverts de forêts et les pays plats sans arbres. Dans les premiers, l'humidité se conserve beaucoup plus longtemps et la production de champignons est beaucoup plus grande que dans les plaines où le mouvement de l'air dessèche les terrains. On comprend ainsi que la diphtérie soit plus commune dans les saisons humides et fraîches et qu'elle soit très répandue en Suède, pays qui se distingue par son humidité, causée par sa richesse en forêts.

Un autre facteur important, c'est la matière organique en décomposition ; car, partout où elle existe, on rencontre un grand nombre de microphytes qui vivent à ses dépens et dont les uns servent à accélérer le progrès de la putréfaction et d'autres à faciliter la nitrification du sol ; les premiers sont anerobies et les derniers aërobies.

Il y a un grand nombre de champignons qui ne recherchent pas la matière organique morte ; au contraire, ils s'attaquent aux plantes et aux animaux vivants, cherchant avec prédilection les individus les plus faibles qu'ils empoisonnent avec les produits de leur désassimilation et se multipliant aux dépens de la matière organique détachée de l'organisme : détritus épitheliaux, sécrétions alcalines, salive, sucs intestinaux et autres déchets organiques.

En résumé, on peut dire que la multiplication croissante de la race humaine, sa culture matérielle et intellectuelle, les besoins exigés par son perfectionnement graduel, la lutte que ces besoins lui imposent pour son existence physique et morale, sont des causes qui obligent l'homme à rechercher l'union avec ses semblables pour lutter ensemble et non pas isolément. C'est ainsi qu'ils constituèrent de grands centres de population, quelquefois dans le but de développer une industrie, d'autres fois pour accroître les rapports commerciaux et d'autres fois pour jouir des économies de leur travail ; mais ces centres de population qui ont pour but de soutenir la vie morale et matérielle de milliers de personnes finissent par devenir des foyers de méphitisme. Alors la collectivité humaine, qui ne vit plus que pour perfectioner l'espèce, engendre elle-même des causes qui la détruisent, tandis que l'individu qui ne lutte plus que pour lui et pour sa famille se défend contre les causes destructives qui l'entourent avec les armes dont il dispose ; mais ces armes ne sont pas toujours suffisantes pour le faire sortir vainqueur de la lutte ; le pauvre, le faible, le moins intelligent, seront toujours les martyrs de la civilisation et les victimes de la lutte pour l'existence. C'est aux gouvernements qu'incombe le devoir de leur venir en aide en mettant une barrière contre l'invasion et la propagation des germes pathogènes, par des travaux d'assainissement du sol, et par la distribution d'une bonne eau potable à toutes les classes de la population.

II

Après avoir prouvé par des faits épidémiologiques et biologiques l'influence qu'a exercée le changement profond survenu dans les conditions de la lutte pour l'existence de la société moderne sur le développement d'un nouveau parasite hostile à la vie humaine, nous allons maintenant étudier l'ensemble des conditions locales qui favorisent le développement et la prolifération du microbe diphtérogène et sa propagation dans une ville.

Il est admis généralement que le bacille n'agit pas seulement en contage vivant ayant exclusivement l'organisme humain comme milieu de culture et de reproduction, mais qu'il vit aussi hors de lui sous le concours de certaines circonstances favorisant la vie parasitaire en général.

Des faits nombreux d'observation journalière sont là pour prouver la transmission de la diphtérie par contact direct. Combien de médecins, de mères de famille et de gardes-malades ne succombe-t-il pas annuellement, victimes de leur devoir ?

Combien d'enfants ne sont-ils pas contaminés par le contact avec les frères, sœurs ou compagnons de collège ?

Quant à la transmission indirecte du germe soit par les effets ou l'air des habitations, les faits n'en sont pas moins nombreux qui la prouvent d'une manière incontestable.

Toutefois, j'ai pu recueillir un certain nombre de faits qui prouveraient que l'air des habitations ne sert que de véhicule à l'agent diphtérogène, et que c'est la maison qui est al vraie pépinière constituant le milieu de culture des germes.

Ces faits qui se réduisent à quinze observations peuvent être classés en deux catégories :

1° Des maisons où les parents, à la présentation du premier cas, ont fait sortir tous les enfants et après la mort, abandonnèrent eux-mêmes l'appartement. La maison fut fumiguée, ventilée et resta abandonnée pendant 15 ou 20 jours ; mais lorsqu'ils rentrèrent avec leurs enfants, huit jours à peine s'étant écoulés, un autre tomba malade et mourut de la même maladie révêtant la forme toxique comme la première fois ;

2° Les autres observations au nombre de neuf ont rapport à des maisons dans lesquelles il y a eu trois ou quatre cas suivis de mort dans l'espace de 1, 2, 3 ans, avec un intervalle de 3, 6, 9 mois, jusqu'à un an et dans différents étages habités par des familles distinctes ; est-ce la fatalité ou une coïncidence fortuite, ou existe-t-il réellement une connexion de cause à effet entre ces cas ?

Il est impossible d'attribuer un fait qui se présente dans 9 maisons distinctes ou un phénomène qui se répète avec fréquence et avec les mêmes accidents à une simple coïncidence.

Ces faits prouveraient :

1° Que le principe diphtérogène peut rester à l'état latent 1 ou 2 ans ;

2° Que pour conserver sa virulence pendant une longue période de temps, les conditions de sa vitalité doivent être très simples et sa résistance très grande contre les éléments hostiles à la vie organique, soit qu'il se conserve à l'état de spore « de durée », ou que sa reproduction soit très lente ;

3° Que pour pouvoir vivre longtemps hors de l'organisme humain et conserver ses propriétés toxiques il faut forcément admettre que le bacille diphtérogène reste attaché à la maison, soit aux murs, soit aux latrines, soit au sol même.

Il y a un fait rapporté par un grand nombre de médecins et qui vient corroborer l'influence de la maison sur la vie du microbe de la diphtérie, c'est que ce sont généralement les maisons neuves de récente construction qui servent souvent de foyer à la diphtérie. Cela est probablement dû à l'humidité ou plutôt à l'air humide que ces murs ont conservé et qui est un milieu de culture favorable au développement du bacille diphtérogène.

Bien qu'il soit difficile d'établir l'influence du sol sur le développement du germe diphtérique à cause du manque complet de données statistiques sur l'immunité de certaines localités, il existe néanmoins un fait qui mérite bien d'appeler l'attention et le voici :

Il y a des localités en Espagne où la diphtérie a fait, pendant certaines années à peine, quelques victimes, et d'autres où elle existe à l'état endémique. Dans ce cas se trouvent Ciudad-Real, Vitoria, Avila et Albacete, avec 0,25, 0,56, 0,64 et 0,95 0/000 et Alcoy, Alicante et Linares avec 3,03, 2,68 et 2,28 par mille habitants.

Quant aux autres causes météorologiques, il y en a deux qui exercent une influence franchement favorable sur la prolifération des germes diphtérogènes et leur dissémination rapide dans une localité. C'est d'abord *la pluie* ou un certain degré d'humidité du sol. Ainsi, nous voyons toujours que c'est dans les mois d'hiver que la diphtérie cause la plupart de ses victimes dans la population infantile.

Il faut aussi tenir compte qu'en hiver les maisons sont moins ventilées qu'en été, les portes et fenêtres plus fermées et les chambres à coucher couvertes de rideaux et de tapis, objets qui renferment des substances organiques, de l'air saturé des émanations humaines et, en outre, un certain degré d'humidité.

Il y a encore un autre facteur qui influe indirectement sur la plus ou moins grande rapidité du développement des germes diphtérogènes c'est *la chaleur;* en hiver, les pluies modérées coïncident toujours avec une augmentation du nombre des invasions et des décès ; au printemps et en été, les fortes pluies continues retardent la production des germes, le nombre d'invasions et de décès diminue pendant 15, 20 jours, jusqu'à ce que l'évaporation ait diminué l'humidité du sol. C'est lorsqu'un certain rapport, difficile à déterminer, s'est établi entre l'air, l'eau et la matière organique, que la pullulation des germes arrive à son maximum et que le nombre de décès augmente d'une manière considérable pendant 2 ou 3 mois suivis.

Il suffit de jeter un regard sur le tableau graphique indiquant la mortalité causée par la diphtérie à Madrid pendant 10 ans, et que j'ai l'honneur de présenter à votre examen; pour reconnaître que la diphtérie y a suivi une marche tellement typique qu'on ne peut l'expliquer que par l'existence d'une loi d'évolution bien spéciale que nous formulons comme il suit :

1º *Une épidémie de diphtérie ne fait pas son évolution, comme celle du choléra et de la fièvre typhoïde, dans un temps limité de 3 à 4 mois, pour revivre dans la même année ou dans l'année suivante. Elle prend au contraire un cycle de 10 ans pour parcourir toutes les périodes d'ascension, d'état et de descente.*

Pendant toute l'année de 1880 et jusqu'au mois de novembre 1881, la courbe de mortalité a à peine éprouvé d'oscillation, s'étant approchée presque de la ligne horizontale. Les fortes pluies de cette année n'exercèrent aucune influence sur son développement.

On peut considérer cette période comme celle de l'incubation ou de la semence des germes diphtérogènes ; ce n'est que dès le mois de novembre 1882 que la courbe de mortalité commença à monter pour ne plus descendre à son ancien niveau et continua toute l'année 1883 sa marche progressive avec des oscillations fortes jusqu'à à arriver à un maximum de 104 décès au mois d'avril 1883, lorsqu'elle fit une descente rapide pour arriver à 55 dans le mois de juin ; de là, elle commença à monter de nouveau jusqu'à atteindre le maximun de 140 décès en décembre. A partir du mois de janvier 1884, elle présenta une descente graduelle jusqu'à tomber à un minimum de 74 décès au mois d'avril. En juin, elle remonta encore jusqu'à atteindre le chiffre de 110 au mois d'août. Après, elle baissa de nouveau sans interruption jusqu'à arriver à un minimum de 60 décès en novembre. Une fois entrée dans l'année 1885, on peut dire que l'épidémie a atteint à Madrid sa période d'état ; dans cette année, la courbe de mortalité présente trois oscillations remarquables, c'est-à-dire trois fortes ascensions et deux fortes descentes. Les premières ont lieu aux mois de janvier, mai et novembre et les dernières en février, et août. La grande descente qui suit l'ascension du mois de novembre n'atteint son minimum qu'en février de 1886 avec 45 décès, dépassant toutes les descentes antérieures. On se croirait presque à la fin de l'épidémie, mais loin de là, la courbe de mortalité remonte graduellement sans éprouver aucune oscillation, pas même dans les mois d'été, pour atteindre son apogée avec 185 décès en octobre de la même année, lorsqu'elle descend de nouveau graduellement sans interruption jusqu'au mois de février 1887, arrivant à 95 décès.

Elle ne s'arrête dans sa descente que dans le mois de mars, éprouvant quelques oscillations légères aux mois de mars et de mai pour atteindre son minimum de 75 décès au mois de juillet. Ensuite, elle remonte graduellement sans s'arrêter pour arriver à son maximum au mois de décembre, avec 155 décès. Dès le commencement du mois de janvier 1888, la courbe de mortalité baisse de nouveau les trois mois suivants, jusqu'à atteindre le minimum de 83 décès au mois de mars ; depuis ce moment, elle se relève graduellement, atteignant son maximum au mois de juillet avec 125 décès ; mais depuis lors, le mouvement de baisse s'accentue de telle façon qu'il ne s'arrête plus ni dans les mois suivants de la même année, ni dans le commencement de

1889 jusqu'à la fin de juin, c'est-à-dire que les mois d'octobre, novembre, décembre et janvier qui, dans toutes les années précédentes, se distinguèrent par une grande élévation de la courbe de mortalité, présentèrent au contraire une diminution progressive de décès sans subir presque aucune oscillation depuis le mois d'août 1888, jusqu'à la fin de juin 1889.

2° *Les pluies exercent une influence très marquée sur le développement de l'épidémie diphtérique.*

Les fortes et longues pluies de 1880, loin de contribuer à augmenter le nombre des décès ont même rendu la semence un peu inféconde à cause de leur abondance.

Ce n'est que dans l'année 1881 qui s'est distinguée par sa sécheresse, qu'après les pluies très modérées d'octobre la courbe de mortalité s'éleva, continuant sa marche progressive parallèlement à l'élévation de la courbe du pluviomètre.

Dans les années de 1882-1883 jusqu'aux mois de mars et avril 1884 à la suite d'une tombée de pluie excessivement abondante s'élevant à 180 $^{m/m}$, il se produisit une baisse momentanée dans les décès suivie d'une forte ascension dans les mois suivants. Dans les printemps et les étés de 1884-85 et 86 on observe que la courbe de la mortalité ne suit pas une marche parallèle à celle du pluviomètre ; au contraire, une montée rapide et forte de celui-ci arrêta pendant un mois la propagation de l'épidémie ; ce n'est qu'après l'évaporation de l'eau produite par les grandes chaleurs facilitant l'entrée de l'air dans les couches superficielles du sol et des murs des maisons que l'agent diphtérogène fut placé dans des conditions favorables à sa prolifération.

3° *L'élévation maxima annuelle de la mortalité correspond généralement aux mois d'octobre, novembre et décembre, c'est-à-dire aux mois d'hiver et rarement aux mois de mai, juin et juillet ;* dans ce dernier cas il arriva que la mortalité fut précédée d'une période de fortes pluies.

4º En jetant un regard synoptique sur le tableau graphique qui représente la marche de l'épidémie diphtérique pendant 10 ans, on est forcé de reconnaître que la diphtérie aussi bien que le choléra devant son origine au développement d'un micro-organisme et à sa prolifération collective est soumise aux lois de toute vie organique, à savoir : *Naître, vivre* et *mourir*, c'est-à-dire qu'elle doit passer par trois phases dans son évolution : celle de l'ascension, celle de l'état stationnaire, arrivant jusqu'à l'apogée, et celle de la descente, avec la seule différence qu'il y a des bactéries comme celles du choléra qui se multiplient avec une rapidité vertigineuse et d'autres au contraire comme celles de la diphtérie, très lentement. Les premières arrivent vite à former des colonies très nombreuses et la lutte pour l'existence les pousse à se propager rapidement, sous peine de succomber vite soit par défaut de nourriture soit à cause de leurs produits de désassimilation qui agissent comme substance toxique sur leur vitalité ; les secondes, au contraire, par leur reproduction lente et par leur grande résistance vitale, peuvent rester longtemps à l'état latent, privées de la nourriture nécessaire à leur vie normale.

Pour se rendre bien compte de la marche décroissante de la diphtérie à Madrid pendant les derniers deux ans, il suffit de comparer le nombre des maisons ayant constitué un foyer dans chacune de ces deux années, et voici le résumé des statistiques publiées par le journal officiel.

Année 1887, il y eut :

156	maisons avec	2	décès de diphtérie chacune.
61	—	3	—
17	—	4	—
5	—	3	—
6	—	5	—

Année 1888, il y eut :

96	maisons avec	2	décès de diphtérie chacune.
16	—	3	—
4	—	4	—
1	—	5	—
1	—	6	—
1	—	11	—
1	—	12	—

Il résulte de ces données statistiques comparatives :

1º Que l'intensité toxique est allée en diminuant progressivement dans l'année 1888.

2º Que l'intensité de la diphtérie est en rapport direct avec l'extension.

3º Qu'il y a des maisons qui constituent un milieu plus favorable à la culture du bacille diphtérogène que d'autres.

4º Que les décès qui ont eu lieu dans ces maisons ne furent pas toujours suivis. Il y eut un intervalle de cinq jours et même d'un mois entre un décès et l'autre, c'est-à-dire qu'il y a des maisons qui ont pu conserver longtemps à l'état latent les germes sans qu'ils perdissent de leur activité toxique.

*
* *

Enfin de la lecture attentive de notre diagramme se dégage l'importante conclusion suivante :

Considérant que les mois d'octobre et de novembre de 1886 représentent l'apogée de l'épidémie et que depuis lors la courbe de mortalité est toujours allée en décroissant et en observant presque la même physionomie dans les années 1887 et 1888 que dans les années 1884-1885, il est plus que probable qu'elle continuera à suivre la même marche progressive l'année prochaine et qu'elle arrivera bientôt à prendre la ligne presque horizontale qu'elle avait avant 1882, c'est-à-dire qu'elle perdra son caractère épidémique vers la fin de l'année de 1890.

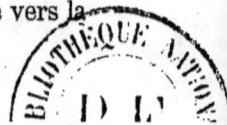

www.ingramcontent.com/pod-product-compliance
Lightning Source LLC
Chambersburg PA
CBHW032255210326
41520CB00048B/4160